André Simon

AF135234

Der schnelle Stressreduzierer

-Psychologie to go-

Ein Buch mit Bildern
für Erwachsene, Teenager und Kinder

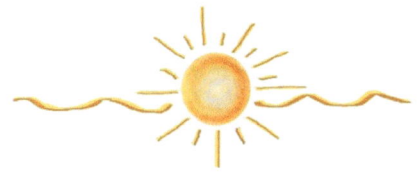

Mit llustrationen von Heike Schade

Inhalt

Einleitung   Seite 5

Wie kam es zum Buch:
Die Entstehungsgeschichte
Ein besonderer Termin   Seite 7

Technik zum Stressabbau
(durch Wortumwandlung)

Der Grund für die Technik	Seite 9
Bild „ich muss – nö ich muss nicht"	Seite 12
Wie funktioniert die Technik?	Seite 13
Wortumwandlung – Erinnerungshilfe	Seite 15
Meine Erfahrung mit der Technik ?	Seite 16
Wie kommt man an neue Wörter zur Umwandlung ?	Seite 17
Erklärung „Satz zum Stressabbau"	Seite 21
Bild zum Stressabbau	Seite 23
Weitere Sätze zum Stressabbau	Seite 24
Bild „Jeder hat ein Recht mich nicht zu mögen"	Seite 29
Bild „Jeder macht es so gut wie kann"	Seite 31
Bild „Jedes reinste Wissen wird durch starken Druck zerstört"	Seite 33

Technik zur Aktivierung der inneren Ruhe
„Medizin für trübe Gedanken"

Der Grund für die Technik	Seite 34
Bild „Die Kraft der negativen Gedanken"	Seite 37
Bild „Medizin für trübe Gedanken"	Seite 39
Wie funktioniert die Technik?	Seite 40
Die Fragen „Medizin für trübe Gedanken"	Seite 42
Bild „Die Spirale der negativen Gedanken"	Seite 43
Bild „ Der positive Ausgleich"	Seite 45
Meine Erfahrung mit der Technik	Seite 46
Meine Erlebnisse mit meiner Tochter	Seite 48
Meine Gespräche und Erlebnisse bei den Coachings	Seite 49
Nachwort	Seite 52
Bild „Du bist der Gewinn	Seite 55
Bild „Die Leichtigkeit des Seins"	Seite 57
Bild „Die innere Ruhe im Auge des Tornados	Seite 58
Danksagung	Seite 59

Einleitung

Wir leben im Jahre 2017, in einer Zeit, in der die meisten Menschen unter Druck stehen, unter Stress leiden und Angst haben, wie sich diese Welt weiter entwickelt. Viele davon würden gerne aus diesem Hamsterrad rauskommen, allerdings fehlt ihnen die Kraft dazu und der Glaube an sich selbst. Auch ich war 2013 einer dieser Menschen, als ich kurz nach der Trennung von meiner Ehefrau, als allein erziehender, in Vollzeit beschäftigter Vater einer sechsjährigen Tochter, überwiegend aus Stress und Funktionieren-müssen bestand. Mein Wunsch nach Veränderung war damals allerdings so groß, dass ich angefangen habe, Hörbücher und Mitschnitte von Vorträgen zu hören, die sich alle damit beschäftigten, ein angenehmeres und glücklicheres Leben zu führen. Ich begriff sehr schnell, dass ich mit meinem bisherigen Gedankengut in genau diese Lebenssituation gekommen war, die mich nicht zufrieden stellte. So machte ich mich also auf die Suche nach neuen Gedanken. Dass ich dabei selbst eine Technik zum nachhaltigen Stressabbau entwickeln würde und eine Technik, langfristig die innere Ruhe in den Alltag zurück zu holen, hätte ich mir nie vorstellen können. Dieses kleine Buch ist absichtlich so kurz geschrieben, dass es sogar alle Menschen mit chronischem Zeitmangel lesen können. Die Bilder, die ich zur Verstärkung meiner Methoden in diesem Buch verwende, wurden alle auf meinem Wunsch hin von meiner Partnerin Heike Schade gemalt. Da ein Bild mehr als 1000 Worte sagt, sollen passende Bilder die Wirkung der Technik verdeutlichen.

Mein Ziel ist es, jeden gestressten Menschen dieser Zeit mit meinen Methoden, egal wie schlimm ihre aktuellen Lebensumstände sein mögen, den Stress in Ihren Alltag zu reduzieren und die innere Ruhe zu verstärken. Was diese Techniken so besonders macht, ist das sie ohne Disziplin und Druck auskommen und immer wieder begonnen werden können.

Der erste Arzt mit dem ich ein Coaching durchführte, wendet diese Techniken täglich seit mehreren Monaten an.

Vom ganzen Herzen wünsche ich, dass diese Techniken allen die Kraft und Energie geben, die sie mir gegeben haben, und ihr Leben erleichtern.

Die Entstehungsgeschichte des Buches

Wie kam es zu dem Buch

Ein besonderer Termin

Vor vier Monaten hatte ich ein Gespräch mit einer Frau, die ich in meiner beruflichen Tätigkeit beraten habe. Diese Dame war sehr davon angetan, wie ich mich in unserem Gespräch ihrer persönlichen Lebenssituation gewidmet habe und mich bemühte, ihr bei der Bewältigung zu helfen, dass sie mich bat einen Vortrag zu halten, wie man es schafft, mit Krisensituationen leichter umzugehen.

Da dieses Thema, wenig mit meiner beruflichen Tätigkeit zu tun hat, lehnte ich es zunächst ab. Zwei Wochen später meldete sich wieder diese Frau und bat mich nochmals einen Vortrag zu halten. Sie war von meiner Zuwendung und meinem Satz („Mein Wissen ist dein Wissen") so gerührt und forderte von mir, wenn ich ihr schon mein Wissen angeboten hätte, dann sollte ich dieses Versprechen auch einlösen. Von der Hartnäckigkeit überrascht, ließ ich mich schließlich darauf ein ohne zu wissen, über was und wie ich überhaupt einen Vortrag halten sollte.

Nach zwei Tagen bildete sich langsam in meinem Kopf ein Thema „Die innere Ruhe - Im Auge des Tornados".

Anschließend entwickelte ich über Nacht die erste Technik zum Stressabbau durch „Wortumwandlung".

Zwei weitere Wochen später entstand die Technik „Medizin für trübe Gedanken", welche zur Aktivierung der inneren Kraft gedacht ist.

Nach Gesprächen mit meiner Partnerin, hatte ich die Idee, die Techniken, durch Bilder zu unterstützen. Und so entstanden Bilder, die von meiner Partnerin nach meinen Vorstellungen von meiner Partnerin umgesetzt wurden. Von diesen Bildern ließ ich Postkarten anfertigen, die ich mit auf einem Ärztekongress nahm. Das große Thema lautete: Rund um den Kopf. Hierzu hatte ich einen Stand aufgebaut, der das Thema mit meinen Techniken verband. Dieser Stand fand lebhafte Beachtung und auch meine Vorschläge zur Stressbewältigung wurden mit großer Begeisterung und wirklichem Interesse von den Ärzten aufgenommen. Die angebotenen Postkarten (200 Stück) gingen fast alle reißend weg. Am letzten Tag des Kongresses kam ein Verlag auf mich zu und bot mir an, ein Buch zu den Techniken zu schreiben und zu veröffentlichen.

Technik zum Stressabbau

Der Grund für die Technik

Wer kennt sie nicht die Tage, an denen wir mit dem linken Bein aufstehen und je weiter der Tag voranschreitet, sich ein Problem an das andere reiht. Da kommen schnell die Gedanken auf, das musste ja mal wieder mir passieren und schnell sind wir in unserem eigenen Opferdenken gefangen. Nicht nur, dass wir uns ohnmächtig fühlen und unser Stresspegel pro negativem Ereignis zunimmt. Auch werden wir immer gereizter und geben dieses Gefühl und die Stimmung oft an unsere Umwelt weiter.
Wenn wir an diesem Tag dann auch noch wichtige Dinge zu erledigen haben und der innere Druck immer weiter wächst, ist das Chaos perfekt.
Ich denke dann immer an einen alten Dampfkessel, der die ganze Zeit laut pfeift und dampft.
Dass wir hierbei die Stimmungen der anderen Menschen, die uns an diesem Tag begegnen, aus dem Gleichgewicht bringen, ist uns allerdings in dieser Situation meistens nicht bewusst. Auch sind wir durch unser antrainiertes Verhaltensmuster nicht in der Lage, diesen Kreislauf selbst zu erkennen oder ihn zu durchbrechen.
Ohne die neuen Techniken hatte ich in den letzten Jahren einige solcher Tage genauso erlebt und mir und meinen Mitmenschen viel Stress bereitet. In den letzten Monaten, ist mir allerdings immer mehr aufgefallen und

bewusst geworden: Täglich häufig verwendete Wörter, haben einen sehr großen Einfluss auf uns.

Wenn Sie, lieber Leser hierauf bewusst achten, werden Sie schnell erkennen, dass eines dieser Worte, das Wort „muss" ist, welches Sie am Tag am häufigsten hören und selbst verwenden.

Auch ich habe dieses Wort vor Entwicklung meiner Technik sehr häufig ausgesprochen. Erst nach Absolvierung meiner Technik, war ich nun selbst in der Lage zu spüren, wenn ich es wieder einmal gesagt hatte.

Was ich mittlerweile durch meine Einzel- Coachings herausgefunden habe ist, dass dieses Wort bei einigen Menschen mächtiger ist, als die Person, die es gedankenlos ausspricht.

Nach meiner Einschätzung ist das Wort „muss" ein Befehl an das Gehirn, der ungefähr so lauten könnte.

„Du hast keine andere Wahl! – Mach jetzt!"

Dieses Wort verstärkt den Druck und suggeriert: Es gibt keine andere Möglichkeit!

Wenn wir ein solches Wort, ca. 250-mal am Tag sagen, ist es kein Wunder, wenn wir uns schon allein durch dieses Wort und den damit verbundenen Stress niedergeschlagen fühlen.

Gerade in schwierigen Situationen oder wenn wir der absoluten Meinung sind, eine bestimmte Sache soll genau so und so gemacht werden, wird dieses Wort, obwohl die negative Wirkung jedem Menschen einleuchtet, sehr häufig verwandt.

Meiner Ansicht nach liegt das daran, dass es so gebräuchlich geworden ist und es sehr viele Menschen täglich verwenden, das es nicht mehr auffällt, wenn man es ausspricht, denkt, hört und es sich in unserem Wortschatz eingeschlichen hat.

Ich bin überzeugt, dass diese Denkmuster nur zu durchbrechen sind, wenn man sich gezielt darauf konzentriert, es bewusst ändern zu wollen, und sich einen bestimmten Zeitrahmen dafür gibt.

Mit dieser Technik haben Sie die Möglichkeit, in nur 21 Tagen das Wort „muss" selber umzuprogrammieren und es nur noch bewusst anzuwenden, wenn es wirklich passt.

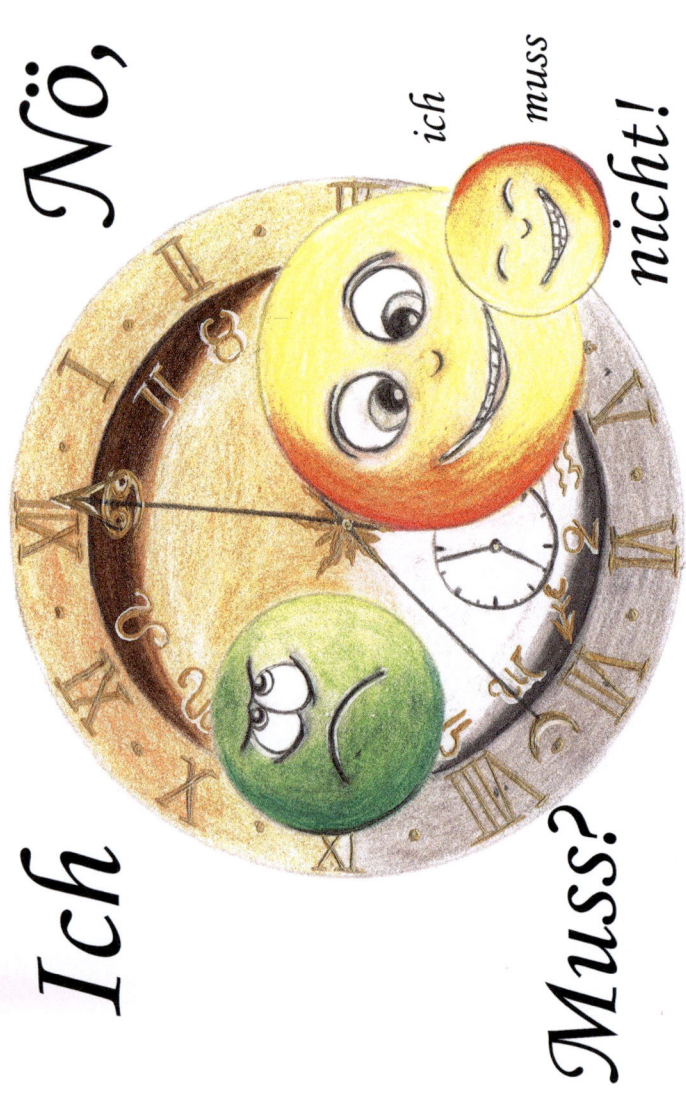

Technik zum Stressabbau –

Wortumwandlung in 21 Tagen

Wie funktioniert die Technik?

In der nachfolgenden Tabelle, setzen sie das Wort „muss" als Erinnerungsstütze ein. Sie können hierzu auch ein Datum eintragen.

Jedes Mal, wenn es Ihnen in den 21 Tagen auffällt, dass Sie das Wort „muss" gesagt haben, ersetzen sie das Wort muss zum Beispiel durch das Wort „sinnvoll" und wiederholen den gesagten Satz.

Sie können auch die Wörter, „ratsam" oder „weise" verwenden, weil diese Wörter nach meiner Einschätzung nach, eine Aktivierung des Gehirns bedeuten.

Die Wörter „darf" und „kann" oder von Ihnen selbst entwickelte Alternativen können natürlich auch verwandt werden.

Beispiele:
Vorher: Ich muss noch die Küche aufräumen.

Alternative: Es ist sinnvoll die Küche aufzuräumen.

Vorher: Ich muss noch die Wohnung aufräumen.

Alternative: Es ist ratsam jetzt die Wohnung aufzuräumen.

Oder
    Ich räume jetzt noch die Wohnung auf.

Wichtiger Hinweis: Bitte zählen Sie nicht das Wort "muss" und verurteilen Sie sich nicht, wenn Sie es zum wiederholten Male aussprechen.

Wenn Sie diesen Vorgang mehrere Tage anwenden, werden Sie den Zeitpunkt erreichen, da das Wort „muss" bei Ihnen im Bewusstsein auftaucht.
Nun haben Sie die Möglichkeit, sich für das Wort „muss" oder ein anderes passendes Wort zu entscheiden.
Wenn Sie jetzt ein neues Wort gewählt haben, hat somit die Umwandlung des Wortes begonnen. Natürlich wird es höchstwahrscheinlich immer noch dazu kommen, dass Sie das Wort „muss" aussprechen. Allerdings werden Sie es immer bewusster sagen und eines Tages vielleicht gar nicht mehr.

Wortumwandlung – Erinnerungshilfe – 21 Tage

Meine Erfahrung mit der Technik

Mir ist aufgefallen, viele Menschen die das Wort „muss" häufig sagten korrigieren sich sofort, wenn ich sie darauf aufmerksam gemacht habe. Es braucht aber mindestens drei Tage, ehe die erste bewusste Umwandlung erfolgt.
In meinen Coachings habe ich festgestellt, jeder Mensch (auch Kinder ab 8 Jahren) ist in der Lage, seine Wörter umzuprogrammieren, wenn er den Sinn dieser Umwandlung verstanden hat.

Ein junger Mann hat nach meinem Coaching folgende Alternative für sich entwickelt. Jedes Mal, wenn er merkt, dass er das Wort „muss" ausgesprochen hat, stellt er sich die Frage: „muss" ich das wirklich machen?"

Als ich meine Technik einem griechischen Ehepaar vorgestellt habe, die jeden Tag, beruflich miteinander arbeiten, zeigte sich bei dem Mann nach zwei Wochen ein hervorragendes Ergebnis. Wie er mir mitteilte, hat er das Wort „Muss" beim Umwandeln gezählt. Er kam auf 200 Mal am Tag. Nach zwei Wochen sprach er es nur noch drei bis fünf Mal am Tag aus. Ihm geht es jetzt deutlich besser und er ist gelassener. Was man ihm auch ansieht, denn sogar seine Gesichtszüge sind dadurch deutlich entspannter. Seine Ehefrau erzählte er mir, habe ein bisschen geschummelt, da sie das Wort jetzt nur noch in Griechisch ausspricht. Nach einem Monat verwendet sie dieses Wort jetzt nur noch selten und zwar in beiden Sprachen.

Beide bestätigten mir, dass diese Technik ihren Stress deutlich reduziert hat.
Es sind oft die kleinen Schritte, die ein Leben positiv verändern können, da man hierfür wenig Kraft benötigt.
Nach meiner Erfahrung ist es logisch, dass der Mensch, der das Wort „muss" durch das Wort „sinnvoll" austauscht, einen stressfreieren und glücklicheren Tag hat, als vorher.
Ich wünsche Ihnen viel Freude beim Ausprobieren.

Wie kommt man an neue Wörter zur Umwandlung?

Durch meine vielen Gespräche und Einzel- Coachings habe ich in Erfahrung gemacht, dass mit dieser Technik, alle Wörter umprogrammiert werden können, die sie häufig gesagt haben und schädlich sind.

Mein Vorschlag dazu:
Sie stellen mehreren Menschen in Ihrem Umfeld folgende Fragen:

1. Frage: „Welche Worte spreche ich häufig aus"

Wahrscheinlich werden Ihnen die Personen jetzt sehr Worte nennen die positiv besetzt sind.
Diese Wörter können Sie sich anschließend notieren.

Dann stellen Sie die nächste Frage.

2. Frage: "Welche Worte spreche ich häufig aus, die dich stören oder eine negative Wirkung haben?"

Jetzt wird Ihnen die Person die Worte nennen, die Sie umwandeln können. Da Sie mit jedem Menschen ein anderes Beziehungsfeld haben, werden Ihnen die Befragten Personen wahrscheinlich ganz unterschiedliche Wörter nennen.
Hierbei können Sie jetzt diese Worte raussuchen, die am häufigsten genannt wurden.
Als häufige Wörter, die man umprogrammieren kann, wurden mir folgende genannt:

„nur, könnte, mal eben, Problem, schwierig, Scheiße, schlimm"

Wenn Sie ein Wort gefunden haben, was Sie umwandeln möchten, suchen sie sich selbst eine positive Alternative aus, die zu Ihrem Sprachgebrauch passt, und wenden die beschriebene Technik an.

Mein Hinweis: Bitte wandeln Sie immer nur ein Wort nach dem anderen um. Sie können mit dieser Technik auch ganze Sätze umprogrammieren.

Ich bin davon überzeugt, dass es bei jeden Menschen nur ein paar Worte sind, in Kombination mit ungünstigen Glaubenssätzen, wie zum Beispiel "Ich werde es nie schaffen" die das Leben zur Qual werden lassen. Allerdings haben einzelne Wörter und Glaubenssätze durch die Häufigkeit der Aussprache eine große Kraft uns die Energie zu rauben.

Ein Mensch, der von HARTZ IV lebt, wird unter anderem häufig das Wort „nur", „eigentlich" und „ muss" verwenden, da er nach einer bestimmten Zeit glaubt, am Ende der Nahrungskette angekommen zu sein und denkt, dass er aus dieser Situation nie wiederrauskommt. Er glaubt in dieser Situation sinnbildlich, dass er nie mehr über 1 Meter springen kann, auch wenn er das Potenzial hat, sogar die 2 Meter zu schaffen. Wenn dieser Mensch, diese Techniken anwenden wird und die schädlichen Wörter und Glaubenssätze umprogrammiert, wird sich sein Lebensgefühl, durch seine neue Sprache deutlich verbessern.
Auch wenn er die Situation nicht sofort ändern kann und es eine gewisse Zeit benötigt bis er aus dieser Situation rausgekommen ist, wird die neue Sprache sein Lebensgefühl sehr schnell positiv verändern.

Wir wissen alle, dass Worte, mit der entsprechenden Betonung, zu Waffen werden oder eine heilsame Wirkung bringen können. Nur im Alltag geht dieses Bewusstsein leider verloren. Mit dieser Technik haben Sie die Möglichkeit Ihr gesamtes Gesprächsmuster selbst zu überprüfen und bei Bedarf selbst umzuprogrammieren.

Finden Sie selbst die wenigen Wörter und Glaubenssätze heraus, die nach Ihrer Einschätzung für Sie schädlich sind und sich bei Ihnen eingeschlichen haben.

Mit den neuen Sätzen und Techniken, die ich Ihnen für die Stressreduzierung und inneren Ruhe auf den nächsten Seiten anbiete, gehe ich davon aus, das Sie sich schnell besser fühlen werden und dadurch die Möglichkeit haben Ihr ganzen Potenzial Schritt für Schritt zur Entfaltung zu bringen.
Wenn Sie das Gefühl haben, das alle Wörter und Glaubensätze sich für Sie zur Zeit stimmig anfühlen und Sie vollkommen glücklich mit Ihrer Lebenssituation sind, besteht für Sie natürlich kein Handlungsbedarf.

Finden Sie für sich selbst heraus in welcher Situation Sie sind?

Satz zum Stressabbau

Hilfreicher Satz für schwierige Situationen

Es gibt Situationen im Leben (Autounfall, Kündigung einer Arbeitsstelle, Beziehungsprobleme, etc.) die einem sehr viel abverlangen. Jedoch gibt es einen Satz, der den Stress in dieser Situation deutlich reduziert.
Dieser Satz hat mir schon viele Male geholfen und mein Leben absolut bereichert.
Wenn Sie also wieder in eine für Sie schlimme Situation geraten, dann sagen Sie sich (am besten laut) folgenden Satz:

Dann ist das jetzt so!

Dieser Satz wird ihn dabei helfen, die Situation zu akzeptieren und nicht sofort dagegen anzukämpfen.
Sie werden schnell merken, dass Stress, der sich durch eine schwierige Situation in Ihrem Körper aufgebaut hat, spürbar zurückgeht.

Dann ist das jetzt so!

Manchmal läuft es im Leben anders als geplant. Dann fühlen wir uns so, als ob uns die Probleme auffressen. Außerdem wollen wir diese Situation oder das Gefühl ganz schnell loswerden und kämpfen meist sofort dagegen an. Wenn wir aber berücksichtigen, dass wir alle einen Schatten werfen, wenn wir im Sonnenlicht stehen, macht es keinen Sinn davor wegzulaufen.
Wichtig ist zu akzeptieren, dass wir alle aus zwei Seiten bestehen. Welche Seite stärker ist, hängt davon ab, welche Gedanken wir jeden Tag denken und wie wir uns trainieren. Aus diesem Grund ist es sinnvoll, Gefühl und Situation erst einmal anzunehmen, wie es sich gerade eben darstellt. Meistens gibt es trotz dieser schwierigen Situation es reichlich gute Gründe im Leben, wofür wir dankbar sein sollten und uns dies glücklich machen kann.

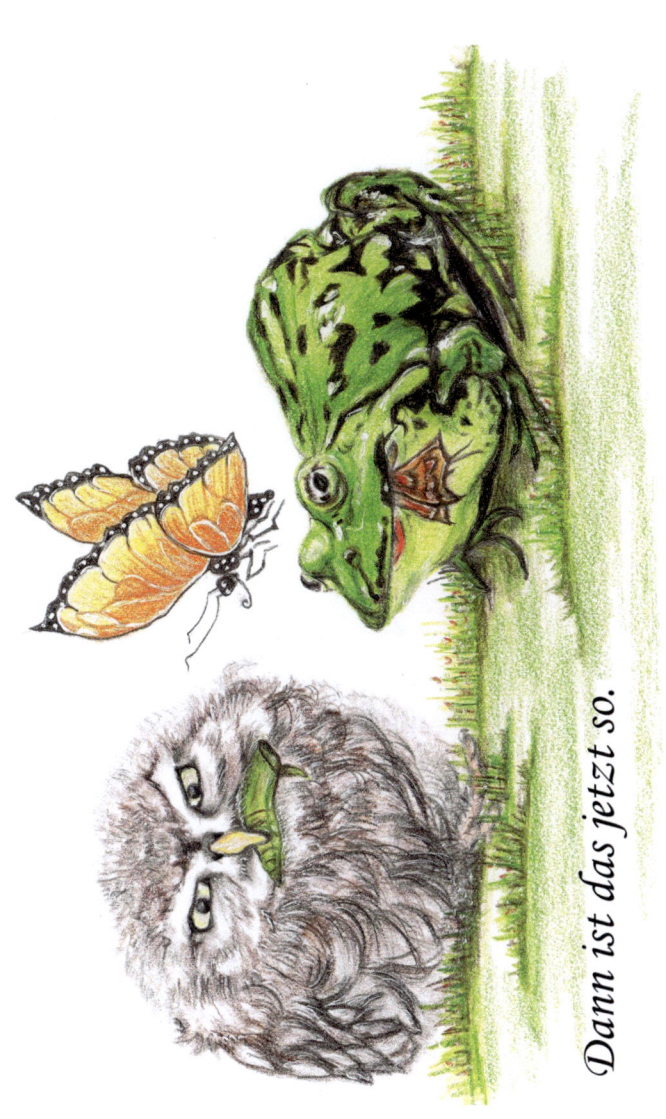

Dann ist das jetzt so.

Weitere Sätze zum Stressabbau

Jeder hat schon mal einen Streit erlebt, wo jemand ihn beschimpft oder sogar erniedrigt. Bevor ich meine Technik selbst anwandte, habe ich mich oft in diesen Kreislauf der Schmerzen hineinziehen lassen und bin auf die Beleidigungen eingegangen.
Manchmal habe ich mich dann selbst zu Beschimpfungen hinreißen lassen. Früher, war mir noch nicht bewusst, dass es ratsam ist, nicht auf die Beleidigungen zu reagieren, so dass sie dann bei demjenigen verbleibt, der sie ausgesprochen hat und dort den Schaden anrichtet.

Die Sätze, die ich Ihnen anbiete, können Sie sich in Stresssituation selbst im Geist sagen oder diese auch Ihrem Gegenüber mitteilen.

„Jeder hat ein Recht, mich nicht zu mögen!"

Diesen Satz sage ich mir dann, wenn eine Situation nicht so verläuft, wie ich Sie mir vorgestellt habe oder ein Mensch seine gegenteilige Meinung in einem unangemessenen Maß vertritt. Hierbei nehme ich die Meinung des anderen hin und bleibe trotzdem bei meiner eigenen. Denn aus Betrachtung eines jeden Einzelnen macht in diesen Momenten, jeder alles richtig.

„Jeder macht es so gut wie er kann"

Dieser Satz eignet sich sehr gut für den Straßenverkehr, wenn wir mal wieder einen Drängler hinter uns haben oder einen tiefentspannten trödelnden Menschen vor uns, der bei Tempo 120 auf der linken Spur den ganzen Verkehr aufhält.

„Jedes reinste Wissen, wird durch starken Druck zerstört!"

Wer kennt diese Augenblicke mit Kindern nicht, wenn er abends durch die Wohnung geht und das Kinderzimmer wie ein Schlachtfeld aussieht.
Dieser Satz erinnert mich daran, mein Anliegen meiner Tochter so mitzuteilen, dass kein Druck entsteht. Denn wenn ich im aufgeregten Ton, meiner Tochter sage, dass das Zimmer mal wieder aufgeräumt werden sollte, weiß meine Tochter genau, dass ich Recht habe.
Dies wird sie allerdings meist nicht dazu veranlassen, irgendetwas daran zu ändern. Wenn ich ihr jedoch im ruhigen Ton sage, dass sie alle Sachen besser finden kann und Sie bei einem aufgeräumten Zimmer viel besser schläft, ist die Wahrscheinlichkeit viel größer, dass sie etwas unternimmt.
Diese Situation, lässt sich auf ganz viele Situationen in unserem Alltag übertragen.
Ihre Noten wurden von da an besser, als ich meiner Tochter sagte, dass jede Note ihren Sinn erfüllt, wenn

man daraus seine Schlüsse zieht und sich bei nächsten Mal anders verhält.
Das kann eine andere Art sein, wie man lernt, ein größeren Zeitaufwand, den man hierfür verwendet oder Nachhilfe sein, die man nimmt.
Von diesem Zeitpunkt an wusste meine Tochter, dass sie keinen Ärger bekommt, wenn sie eine schlechte Note hat. So konnte sie sich auf ihre Klassenarbeit konzentrieren und wurde nicht durch Angst zu versagen, gelähmt.

Ich bin davon überzeugt, dass viele Kinder bessere Noten hätten, wenn sie sich bewusst machen, dass sie ihr Bestes geben und die Note raus kommt, die das Wissen widerspiegelt, welches abgerufen werden konnte.

Manchmal reicht es einfach aus die Situation nicht so stark zu bewerten, weil wir oft dazu neigen eine Situation zu wichtig zu nehmen.
Die meisten Probleme worüber wir uns Sorgen machen, werden gar nicht geschehen.
Außerdem darf jedes Problem für den Moment da sein, weil es da ist.

Grundsätzlich ist es sinnvoll, sich immer wieder gerade in sehr schwierigen Lebenssituationen, sich bewusst zu machen, dass jede dieser Situationen irgendwann vorbeigeht und vorüber ist. Außerdem werden wir stärker, wenn wir darüber nachdenken, welche positiven Effekte auch schwierige Umstände mit sich bringen können.

Hierbei ist jetzt nicht damit gemeint, alle Dinge nur noch positiv zu sehen. Denn es ist auch wichtig die negativen Gefühle so erst einmal anzunehmen, wie sie sind und sie nicht nur versucht sie zu verdrängen. Denn so reagieren viele Menschen auf negative Gefühle.

Probieren Sie meine Sätze einfach mal aus und schauen einmal welche Wirkung sie haben.

Jeder hat ein Recht mich nicht zu mögen

Es gibt immer Situationen im Leben, in denen wir es nicht jedem Recht machen können. Es ist gerade in schwierigen Zeiten wichtig auf seine innere Stimme zu hören und seinen Weg zu gehen. Manchmal hat derjenige Erfolg, der Regeln bricht. Es ist das gesunde Maß an Mitgefühl und sinnvollen Grenzen für sich selbst und dem Umfeld gegenüber, die jeden Konflikt auf Dauer lösen kann.

Es gibt genügend Menschen, die wollen von allen geliebt werden und bemühen sich jeden Tag um die Anerkennung von anderen. Dabei sind wir zu jedem Moment die beste Version von uns selbst, da die Fehler zum Menschen einfach dazugehören.

Es gibt genügend Menschen, die diesen Wüstenfuchs nur deswegen nicht mögen, weil er drei Spinnen bei sich trägt.

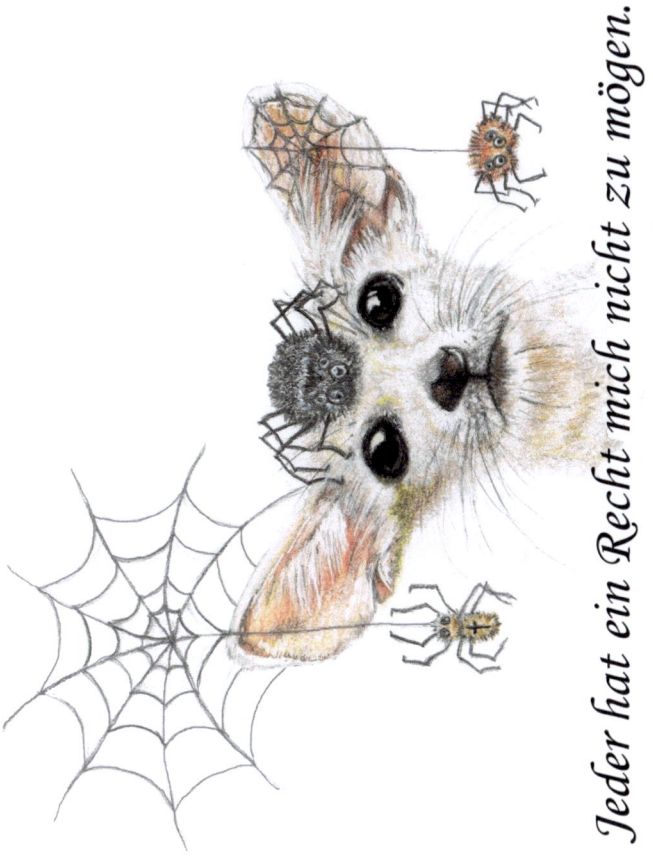

Jeder hat ein Recht mich nicht zu mögen.

Jeder macht es so gut wie er kann

Egal ob es, wie in diesem Beispiel darum geht, wer besser bauen kann, jeder macht es so gut wie er kann, mit seinen Möglichkeiten. Dies kann man natürlich auch anwenden, wenn eine Person genau das Gegenteil von dem macht, was wir erwarten. Auch hier macht es die Person, so gut wie sie es kann.

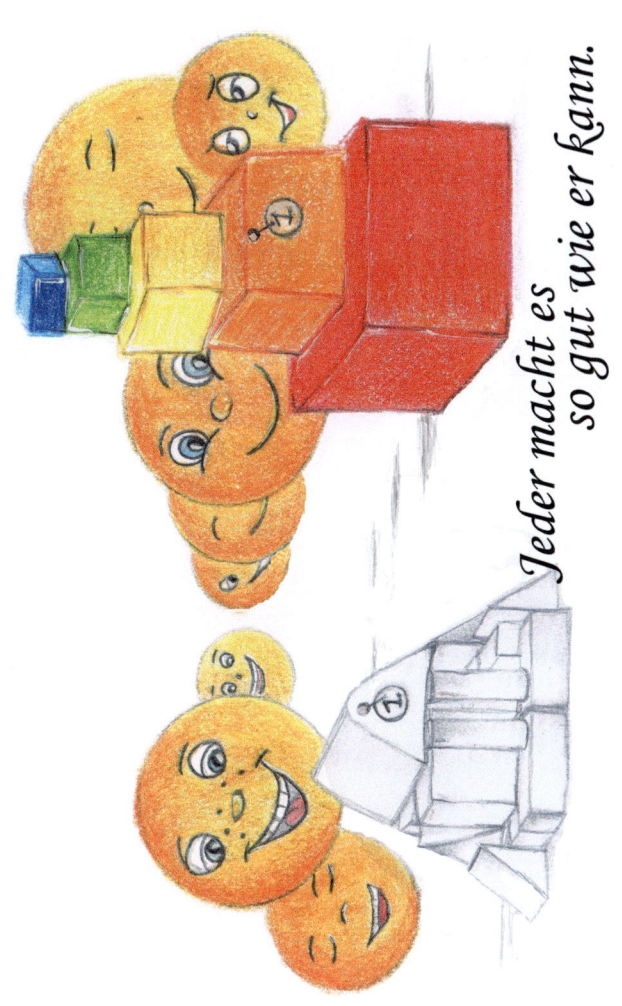

Jeder macht es so gut wie er kann.

Jedes reinste Wissen, wird durch starken Druck zerstört!

Wir alle kennen die Situation, wo der Inhalt des Gesagten einen nicht stört, sondern die Art und Weise, wie es gesagt wird.

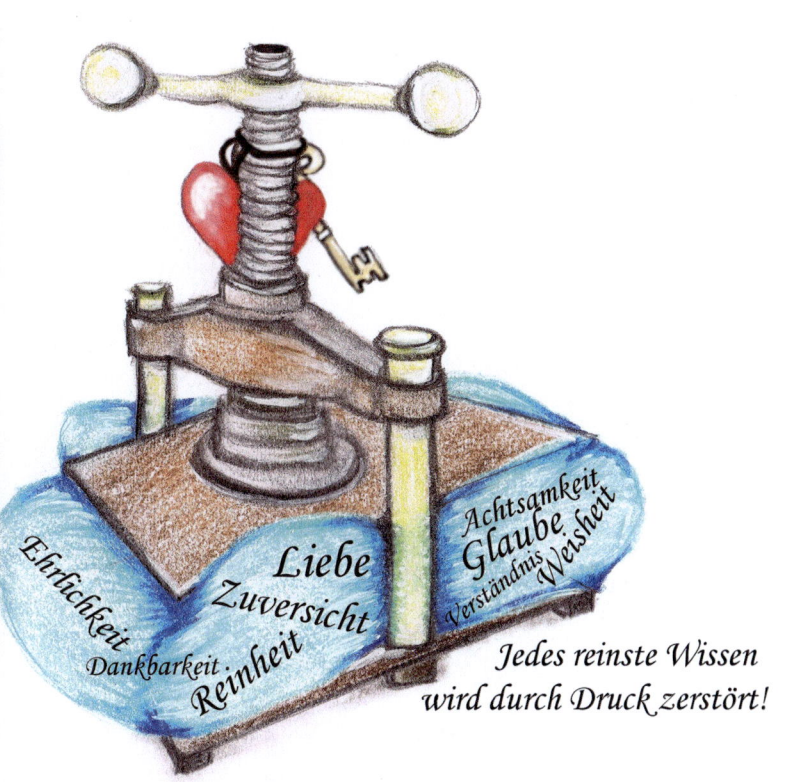

Technik zur Aktivierung der inneren Ruhe
– Medizin für trübe Gedanken

Der Grund für die Technik

Nachdem ich in meinen Gesprächen immer wieder mitbekommen habe, was durch die Häufigkeit von negativen Worten mit uns geschieht, habe ich durch meine Partnerin das Bild „Die Spirale der negativen Gedanken" malen lassen.
Mir ist aufgefallen, dass viele Menschen nicht die Kraft, haben den Stress oder die Antriebslosigkeit zu verlassen. Viele Menschen fühlen sich als Opfer Ihres eigenen Lebens. Durch diese Einstellung geben sie häufig den äußeren Umständen die Schuld für Ihre Situation. Dass sie selbst die Kraft haben, ihr Leben zu verändern, ist Ihnen nicht bewusst.

Das Bild „Die Spirale der negativen Gedanken" (Seite 43) zeigt deutlich, was passieren kann, wenn wir diese negativen Gedanken immer wieder denken und somit in eine Wiederholungsschleife gelangen, aus der wir nicht so schnell wieder herauskommen.

Das nächste Bild „Die Kraft der negativen Gedanken" soll nochmal verdeutlichen, wie es sich verhält, wenn die negativen Gedanken stärker sind als die Positiven.
Es liegt auf der Hand, dass viele Menschen das Wissen, was sie sich aus Büchern oder anderen Quellen angeeig-

net haben, in schwierigen Lebenssituationen nicht abrufen können.
Dieses Wissen ist für mich somit im Bewusstseinskeller und nicht im alltäglichen Bewusstseinswohnzimmer.
Alle Schlüssel (Wissen) zum Keller sind hierbei nicht auffindbar.
Mit dieser Technik werden die negativen Gedanken ausgeglichen und das Gleichgewicht wieder hergestellt.
Sie schalten damit Ihre drei Airbags:

Glück, Dankbarkeit und die innere Stärke,

in Ihrem Leben ein und können Sie somit in schwierigen Situationen sofort abrufen.

Die Kraft der negativen Gedanken

Die negativen Gedanken bekommt man jeden Tag gratis geschenkt. Meistens sind es immer die gleichen negativen Gedanken und Selbstverurteilungen. Diese hat man jeden Tag „all inklusive".

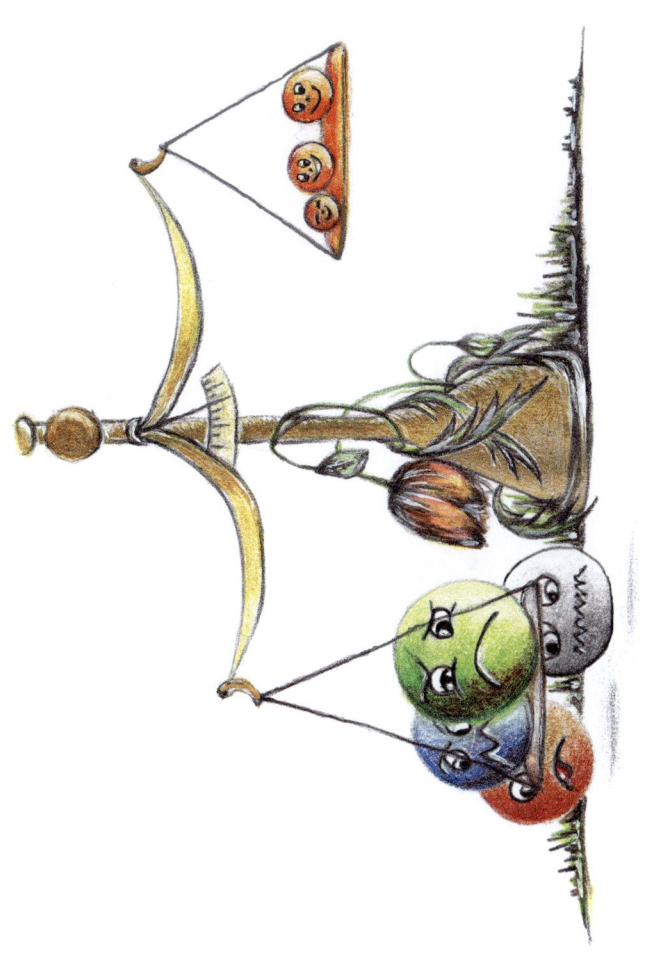

Die Medizin für trübe Gedanken

Elefant und Hände   = steht für Dankbarkeit
Löwe   = steht für innere Stärke
Schwein und Marienkäfer   = steht für Glück

Wenn Sie im Internet bei einer Suchmaschine, die Begriffe Tier, Stärke, Glück und Dankbarkeit eingeben, werden Ihnen unter anderem diese Tiere angezeigt.

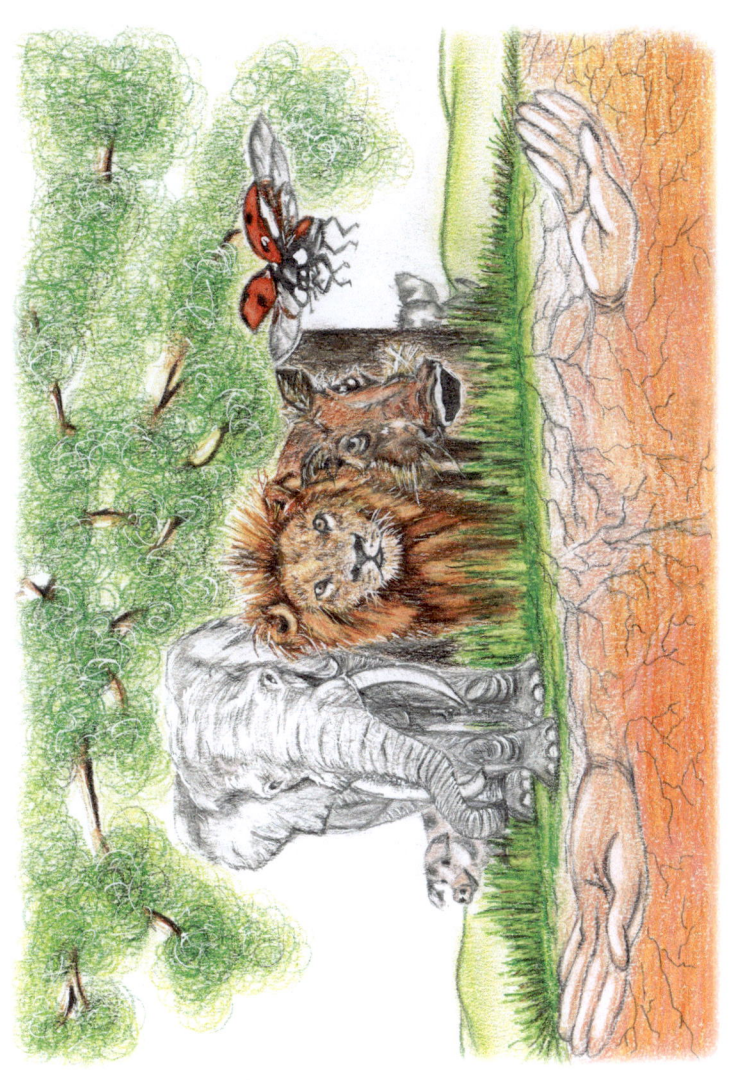

Technik – Medizin für trübe Gedanken

Wie funktioniert die Technik?

Mit dieser Technik schalten Sie die drei Airbags in ihrem Leben an.

„Glück, Dankbarkeit und Die innere Stärke".

Wie in dem vorher erwähnten Kapitel sind die schönen Aspekte oft nicht im gegenwärtigen Bewusstsein gespeichert, sondern im Bewusstseinskeller. Um dies zu ändern schauen sie bei dieser Technik jedes Mal, wenn Sie sich nicht wohl fühlen in Ihre "Medizin für trübe Gedanken ".

Nun nehmen Sie drei Zettel oder die nachfolgende Seite in dem Buch, wo die Fragen aufgeschrieben sind.

Die 1. Frage lautet: **Was macht mich glücklich?**
(1.Zettel)

Die 2. Frage lautet: **Wofür bin ich dankbar?**
(2.Zettel)

Die 3. Frage lautet:
Was macht mich zu dem Menschen, der ich bin und so besonders wertvoll? (3.Zettel)

Hier tragen Sie das ein, was Ihnen im ersten Moment hierzu einfällt. Es ist sinnvoll dies in Stichpunkten zu tun, da man sich dies für eine häufige Verwendung besser einprägen kann.
Wenn Sie im Verlauf des Tages merken, es geht Ihnen nicht gut, schauen Sie auf Ihren ausgefüllten Zettel. Sie können sich diesen Zettel auch abfotografieren, damit Sie es auf Ihrem Handy immer schnell anschauen können.

Jetzt passiert folgendes:

Jedes Mal, wenn Sie auf Ihre „Medizin für trübe Gedanken" schauen, gleichen Sie die negativen Gedanken aus. Sie können so oft auf diese Zettel schauen, wie Sie es für richtig empfinden.
Sie können sich auch, wie bei der ersten Technik für 21 Tage, eine Erinnerungshilfe anfertigen.
Irgendwann kommt der Zeitpunkt, wo Sie nicht mehr auf die Zettel schauen, da alles in Ihrem Bewusstseinswohnzimmer angekommen ist und Sie es immer abrufbar haben.

Medizin für trübe Gedanken

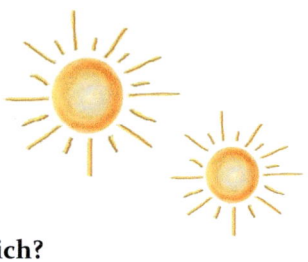

1. Was macht mich glücklich?

_____

_____

_____

2. Wofür bin ich dankbar?

_____

_____

_____

3. Was macht mich zu dem Menschen
der ich bin und so besonders wertvoll?

_____

_____

_____

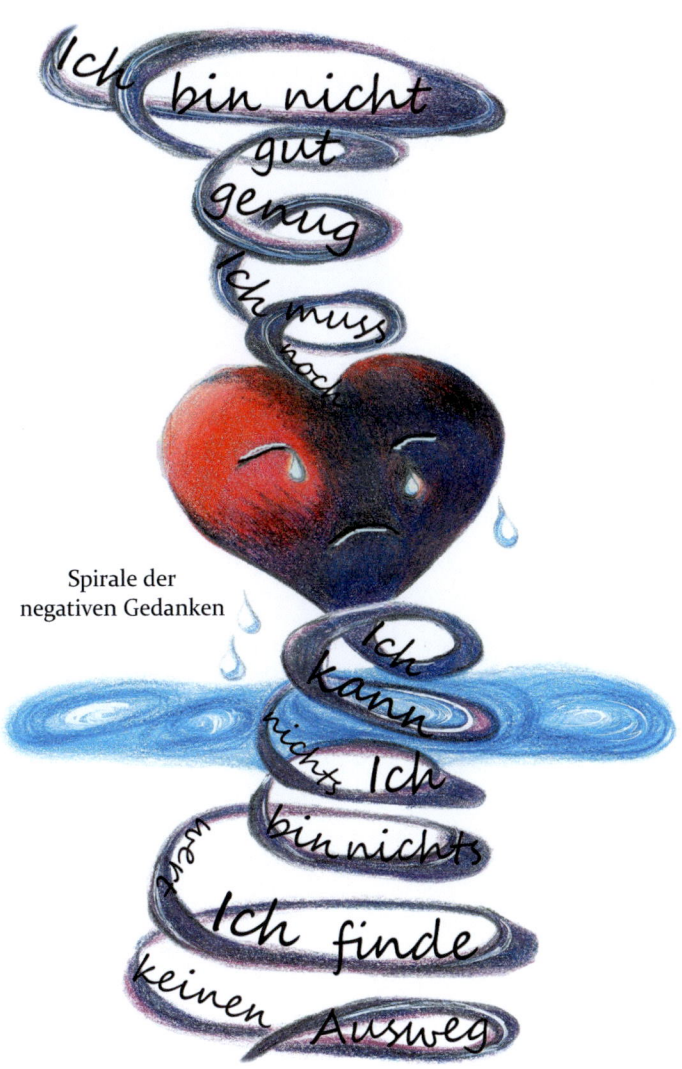

Spirale der negativen Gedanken

Der positive Ausgleich

So könnte es nach der Anwendung der Technik bei Ihnen aussehen, wenn Sie sich immer die Dinge wiederholt bewusst machen und ins Gedächtnis rufen, die für Sie für Glück, Dankbarkeit und innere Stärke stehen.

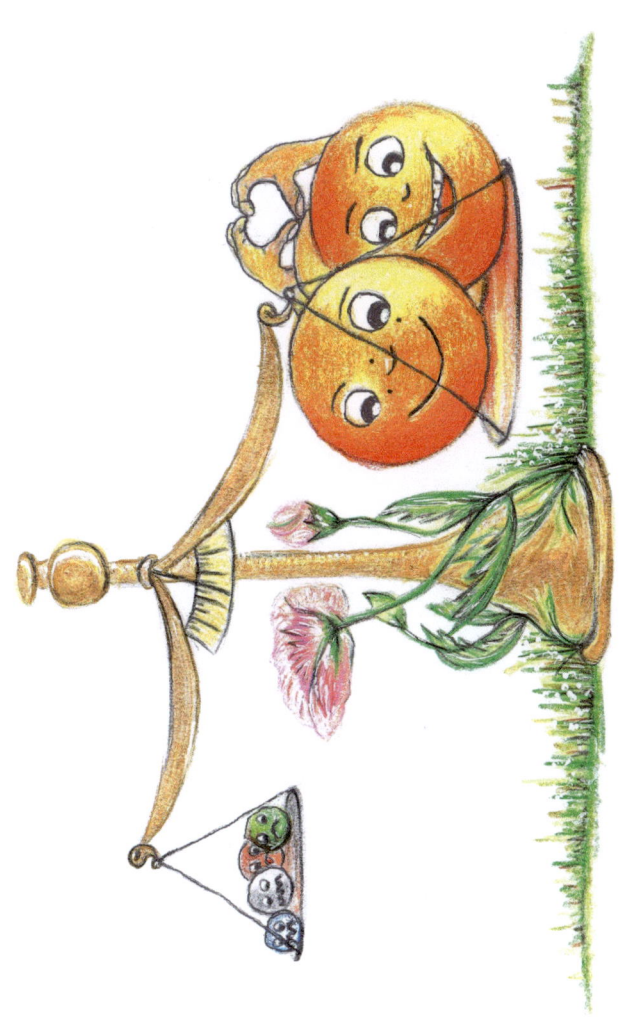

Technik „Medizin für trübe Gedanken"

Meine Erfahrung mit der Technik ?

Mir ist aufgefallen, dass es bei Anwendung der Technik „Medizin für trübe Gedanken" natürlich passieren kann, das einem immer mehr zu den Themen einfällt und diese sich über die Zeit verändern können.
Je mehr Punkte Sie finden, umso stärker werden diese Gedanken.
Ich möchte Ihnen einmal an Hand eines Beispiels aufzeigen, warum es sehr wahrscheinlich ist, dass diese Technik funktioniert.

Beispiel:
Nehmen wir an, Sie wollen sich in zwei Wochen ein schwarzes Auto kaufen. Wenn Sie jetzt in den nächsten Wochen unterwegs sind, werden Sie dieses Auto viel öfter sehen als sonst.

Warum ist das so?

Da Sie Ihre Gedanken, danach ausrichten, werden Sie es auch anziehen.
Mittlerweile gibt es viele Bücher, die das Gesetz der Anziehung erklären.
Ich gehe davon aus, dass Sie mit dieser Technik viel mehr Glück, Dankbarkeit und innere Stärke wahrneh-

men werden, da sie sich in Ihren Gedanken damit beschäftigen.

In meinen Einzel-Coachings stellte sich nach zwei Wochen, die ersten Effekte ein. Alle Personen die ich beraten habe, fühlten sich mit den Techniken wesentlich leichter und entspannter.

Hierbei ist wichtig zu erwähnen, dass es nicht schlimm ist, wenn Sie dies einmal vergessen.

Diese Technik funktioniert am besten, wenn man sich keinen Druck aufbaut.

Des Weiteren ist mir aufgefallen, dass bei dieser Technik jeder, den ich beraten habe, seine eigene Umgangsweise mit der Technik hat.

Die eine Person schaut sich nur den Bereich an, der ihr das größte Wachstumspotenzial verspricht, die andere Person schaut sich alle drei Bereiche an.

Egal wie Sie mit den Techniken umgehen, finden Sie Ihren eigenen Umgang damit!

Meine Erlebnisse und Ereignisse mit meiner Tochter?

Wie ich bereits in der Einleitung erwähnt habe, bin ich Vater einer 10 jährigen Tochter. Natürlich habe ich auch ihr die Techniken beigebracht und schon nach drei Wochen entwickelte sie sogar eine eigene Technik zum Stressabbau. Eines Tages, als sie eine Stresssituation erlebte, schaute meine Tochter mich an und sagte mir „Ruhe ist Zeit und Kraft".

Diesen Satz hatte sie sich in der Stresssituation immer wieder hinter einander gesagt und sich somit selbst beruhigt. Insgesamt ist die Entwicklung, die meine Tochter nach der Trennung mitgemacht hat, erstaunlich.

Durch die Trennung und ein sehr angespanntes Verhältnis zu ihrer Mutter, bin ich mit ihr zu einer Kindertherapeutin gegangen, da sie depressive Züge und Angstzustände entwickelte. In einer Kur, die ich damals gemeinsam mit meinen beiden Kindern machte, ereignete sich ein Vorfall, wo sie nicht mal die Kraft hatte, in den Speisesaal zu gehen, weil zu viele Menschen dort waren. Wenn man solche Angstzustände bei seinen Kindern mit erlebt, fühlt man sich ohnmächtig und weiß nicht, wie es weitergehen soll.

Umso glücklicher bin ich, dass die Therapie durch die hervorragende Arbeit der Kindertherapeutin und liebevolle Unterstützung meiner Partnerin und meiner Eltern mittlerweile seit 2014 abgeschlossen ist.

Dass in jeder Krise eine Chance zum Wachstum liegt, hat mir meine Tochter bewiesen.

Dass ihr Selbstvertrauen mittlerweile sehr stark geworden ist, konnte man schon im Dezember 2015 erkennen, wo sie alleine auf einem Weihnachtsmarkt in Essen, mit Papa im Hintergrund, Trompete gespielt hat. Des Weiteren wurden ihre Noten in der Schule von Jahr zu Jahr besser. Was mich allerdings am meisten erstaunt hat, meine Tochter benötigt seit dem letzten Jahr keine Brille mehr und hat jetzt eine Sehstärke von 120 % auf beiden Augen.

Meine Erlebnisse und Gespräche bei den Coachings

Auch wenn es nur wenige Monate sind, seit dem ich Coachings durchführe und die Techniken erkläre, sind manche Erlebnisse besonders erwähnenswert: So hat mich das Gespräch mit einer Ärztin sehr stark berührt. Sie hat mir, nach dem ich ihr die Techniken erklärt habe, die Frage gestellt, ob man dies auch bei Kindern anwenden könne, die unter ADHS leiden. Ich sagte ihr, dass ich mir vorstellen könne, die Techniken gut als Ergänzung zu Hause anzuwenden, da durch die Stressreduzierung der ersten Technik und Aktivierung der inneren Ruhe der zweiten Technik, die Konzentrationsfähigkeit sehr wahrscheinlich verbessert werden kann.

Ein 32 jähriger Arzt, der mir durch meine berufliche Tätigkeit bekannt ist, rief mich an, um zu erfahren, ob bestimmte Leistungen in seiner Krankenversicherung mit abgesichert sind. Da ich überrascht war, dass er mehrere Erkrankungen auf einmal bekommen hatte, obwohl er in den letzten Jahren immer kerngesund war, bot ich ihm meine Unterstützung an. Als ich das Coaching mit ihm durchgeführt hatte, konnte ich nach dem Gespräch miterleben, wie sich seine Körperhaltung veränderte und das Strahlen in seine Augen zurückkehrte. Nach zwei Wochen rief er mich an und teilte mir mit, dass es unglaublich sei, aber er wende die Techniken täglich an und es ginge ihm viel besser. Nach zwei weiteren Wochen rief er mich wieder an. Es gehe ihm hervorragend und die Methoden hätten einen großen Anteil daran. Mittlerweile wendet er diese Methoden seit mehreren Monaten an, und das hat bei ihm zu einem sehr großen Wohlempfinden geführt.

Als ich die Techniken einer älteren Telefonistin erklärte, bekam sie auf einmal Freudentränen ins Gesicht und sagte mir, ich hätte Ihr mit den Techniken das Lächeln zurückgebracht, dass sie seit dem Tode ihres Mannes vor vier Monaten verloren hatte. Sie machte mir den Vorschlag, ob ich nicht diese Techniken Bestattungsunternehmen beibringen könne, um sie bei Angehörigen anzuwenden, die einen geliebten Menschen verloren haben.

Ein Außendienstmitarbeiter, der seit einem Jahr beruflich erfolglos war, hatte von meinen Techniken erfahren. Er bat mich, mit ihm auch ein Coaching durchzuführen. Da ich das Gefühl hatte, dass für ihn die Techniken eine große Unterstützung sein könnten, führte ich das Coaching durch. Mitten in dem Coaching schaute er mich an und sagte, gerade habe es bei ihm Klick gemacht und er habe jetzt einiges verstanden. Er strahlte über das ganze Gesicht. Nach dem Gespräch sagte er mir, seine Bäckchen im Gesicht seien vor Freude angespannt und dass er dieses geile Gefühl schon lange vermisst hatte und es so toll sei, dieses wieder erleben zu dürfen. Nach dem Gespräch wurde er beruflich von Woche zu Woche besser und ist aktuell sehr erfolgreich.

Ein Coaching führte ich mit einer 55 jährigen Kosmetikerin durch, als auf einmal ihre Tochter in die Wohnung kam. Die Mutter war so angetan von den Techniken, dass ich diese auch ihrer Tochter beibringen sollte. Als ich der Tochter die zweite Technik zu Ende erklärt hatte, sagte ich ihr, dass mir aufgefallen sei, dass sie viel Potenzial besäße, nur zurzeit davon noch nicht viel abrufen könne. Da begann sie zu weinen und erzählte mir, sie sei bei einem Therapeuten in Behandlung. Dort würde es ihr während der Gesprächssitzung sehr gut gehen, allerdings, wenn sie wieder zu Hause sei, wäre dies Gefühl nicht mehr da. Sie war von dem Gespräch so angetan, dass sie weitere Coachings von mir haben wollte. Ich sagte ihr, dass sie bei ihrem Therapeuten ihn guten Händen sei und dass sie mit den Techniken etwas zur Hand hätte, was sie zusätzlich anwenden kann. Des Weiteren sagte ich ihr, dass nur in ihr der Zauber stecke, dass es ihr wieder gut gehe und zeigte ihr das Bild „ Du bist der Gewinn".

Dass die Vermittlung der Techniken bei einer Ärztin, auch nach nur einem Telefongespräch funktionierten, hätte ich mir auch nicht vorstellen können. Ihr Feedback nach drei Wochen war, dass sie die Methoden jeden Tag anwende und man jeden Tag die Wirkung feststellen könne.

Nachwort

Mein Ziel, ist es mit diesen Techniken und Sätzen, Ihnen etwas an die Hand zu geben, was Sie in ihren Alltag integrieren können und sie dann ein Leben lang begleitet.

Nun, nachdem Sie gelernt haben, wie Sie beide Methoden für sich nutzen können, können Sie anfangen, die Übungen und Hilfsmittel aus diesem Buch anzuwenden. Dieses Buch ist deswegen so klein und handlich konzipiert, damit Sie es in jeder Tasche oder Jacke mit nehmen können. Greifen Sie auf dieses Buch zurück, wann immer Sie das Gefühl danach verspüren. An Tagen wo Sie besonders viel Stress haben, können Sie sich auch nur die Bilder anschauen.

Wenn Sie noch mehr über mich und die Bilder meiner Partnerin wissen möchten, besuchen Sie die Internetseite meiner Partnerin www.heikeschade.com
oder meine kommenden Internetseiten
www.Simonspeaks.de und www.stressreduzierer.de.

Mir ist wichtig an dieser Stelle zu erwähnen, dass Sie auch ohne diese Techniken und Sätze ein wertvoller Mensch sind. Mit diesen Methoden und Sätzen haben Sie allerdings die Möglichkeit, in Zeiten, wo Sie das Gefühl haben nicht weiter zu kommen, etwas für sich selbst zu tun.

Mit dem Bild „Schildkröte" (Seite 57) möchte ich Ihnen aufzeigen, wenn wir an uns selbst glauben und eine unangenehme Situation nicht bekämpfen, wir es genauso leicht haben können, wie es bei der Schildkröte der Fall ist. Diese schwimmt nie gegen den Strom und lässt sich immer treiben. Denn in jeder Krise und in jedem Fehler liegt die Chance daran zu wachsen. Umso größer das Problem, desto größer ist sein Wachstumspotenzial.

Sie entscheiden jeden Tag selbst, ob Sie mit sich selbst mitfühlend sind und sich so lieben können, wie Sie jetzt sind, auch wenn es um Sie herum stürmt und kracht.
Geben Sie jeden Tag ihr Bestes und was dabei raus kommt, kommt raus. Mit dieser Einstellung haben Sie das beste Gegenmittel gegen jeglichen Perfektionismus und können den gegenwertigen Moment genießen.

Denken Sie immer *„Du bist der Gewinn!"*, wenn Sie den Tag beginnen.
Sie sind zu jedem Zeitpunkt die beste Version von sich selbst. Ich wünsche Ihnen vom ganzen Herzen viel Freude damit.

André Simon

Du bist der Gewinn

Es gibt Zeiten, wo alles nicht so läuft, wie wir wollen, gerade dann ist es wichtig sich bewusst zu werden, das jeder Mensch ein Gewinn ist.

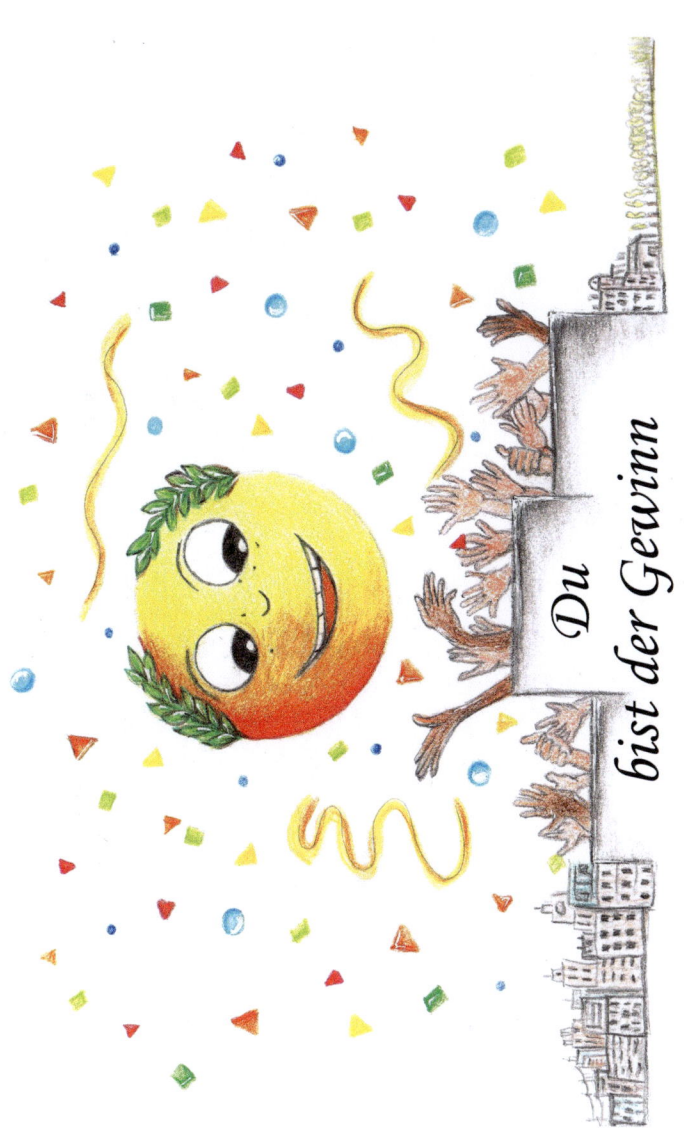

Die Leichtigkeit des Seins

Wer kennt sie nicht die Tage, wo wir erschöpft nach Hause kommen und statt uns auszuruhen, dann in die Hausarbeit stürzen, mit Fernsehen betäuben oder mit Freizeitaktivitäten zuschütten. Wenn wir uns dann an die Leichtigkeit der Schildkröte erinnern , die mit dem Strom schwimmt und jeden Tag ihr bestes gibt und dabei akzeptiert, was dabei rauskommt, wird es uns viel besser gehen. Diese Einstellung zum Leben wird uns immer helfen, auch wenn wir einmal schwer krank geworden sind, wir einen geliebten Menschen verloren haben, uns ein Partner verlassen hat, wir arbeitslos geworden sind oder wir uns vor dem finanziellen Ruin befinden.

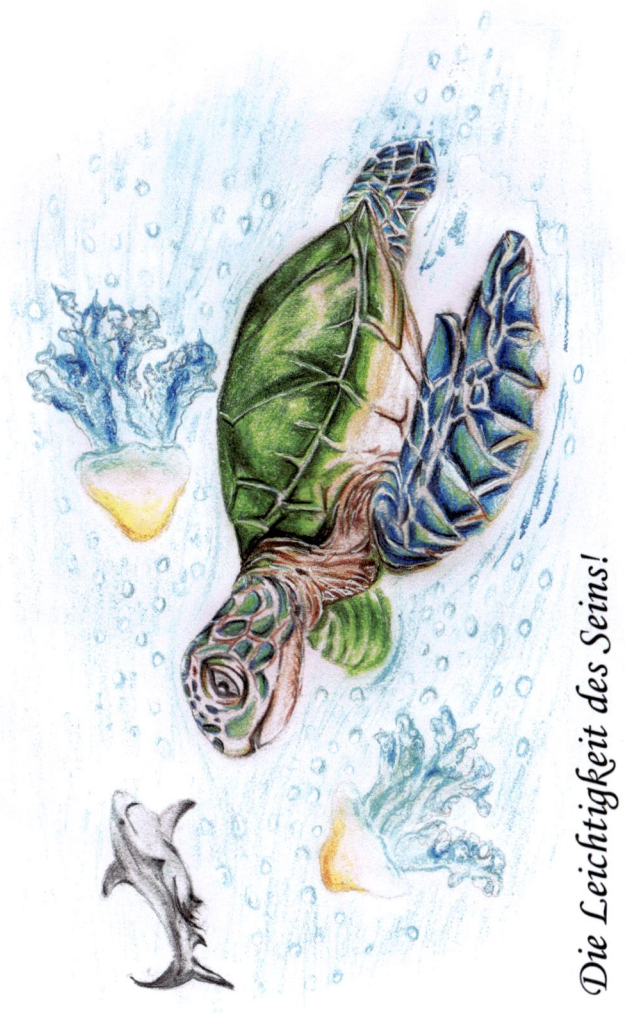

Die Leichtigkeit des Seins!

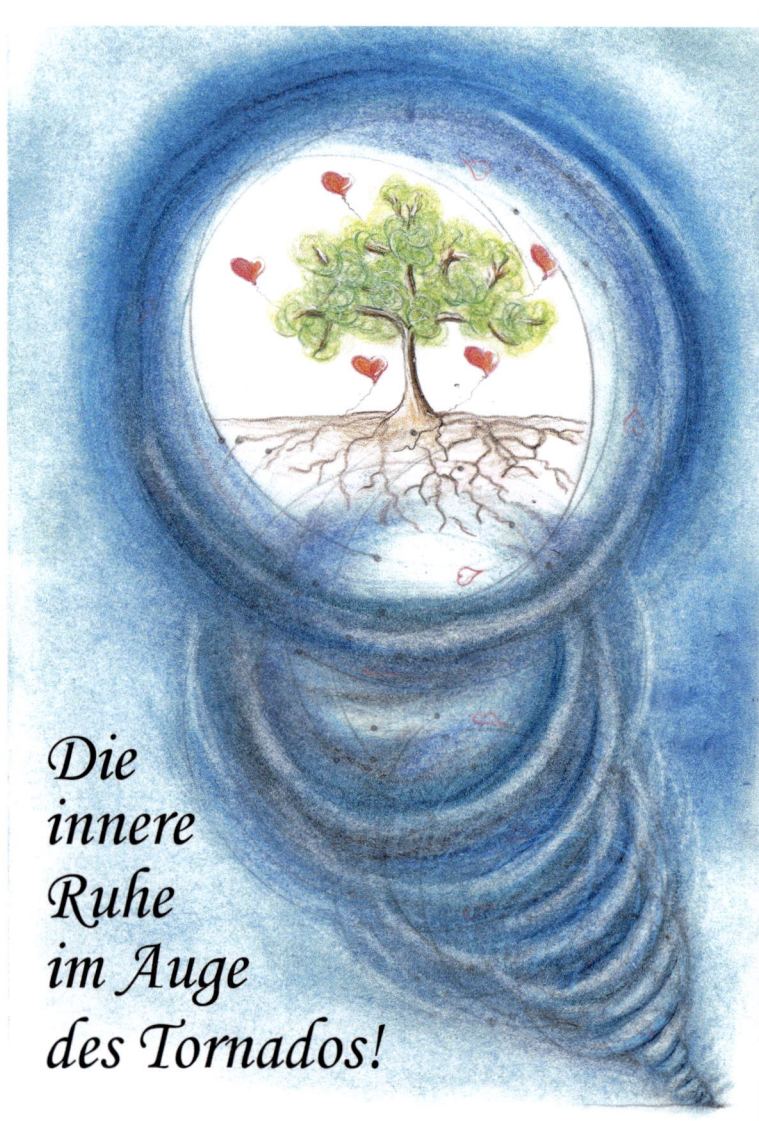

Die innere Ruhe im Auge des Tornados!

Danksagung

Mein ganz besonderer Dank, gilt meiner Partnerin Heike Schade, die mich immer bestärkt und an mich glaubt. Du hast dieses Buch mit Deinen Bildern zu etwas ganz Besonderen gemacht, dafür danke ich Dir aus tiefstem Herzen.

Ein herzliches und hoch verdientes Dankeschön geht an Gülsen Polat, da ohne sie, dieses Buch nie entstanden wäre.

Nicht zuletzt danke ich all den Menschen, denen ich in meinen Coachings helfen konnte und mich unterstützt haben, dieses Buch zu schreiben.

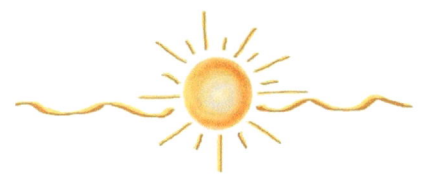

Copyright   2017 André Simon, Essen,
               www.Simonspeaks.de
               www.stressreduzierer.de

Erstauflage 2017

Illustration /Grafik: ArtWork- Heike Schade,
                          www.heikeschade.com
Buch-Cover: Harald Bätz – www.paradox-
grafik.de

Verlag: BoD - SelfPublishing

ISBN Taschenbuch: 978-3-00-057677-5
ISBN EBook   978-3-00-057676-8

Das Werk, einschließlich seiner Teile, ist urheberrechtlich geschützt. Jede Verwertung ist ohne Zustimmung des Verlages, des Autors und der Illustratorin unzulässig. Dies gilt insbesondere für die elektronische oder sonstige Vervielfältigung, Übersetzung, Verbreitung und öffentliche Zugänglichmachung.

Bibliografische Information der Deutschen Nationalbibliothek:
Die Deutsche Nationalbibliothek verzeichnet diese Publikation in der Deutschen Nationalbibliografie; detaillierte bibliografische Daten sind im Internet über http://dnb.d-nb.de abrufbar.